# DE

# L'APOPHYSE MASTOÏDE

## ET DE

## SA TRÉPANATION

PAR

### LE D<sup>r</sup> A. RICARD

Ancien prosecteur des hôpitaux,
Chef de clinique de la Faculté de médecine.

---

MÉMOIRE COURONNÉ PAR L'ACADÉMIE DE MÉDECINE

*Prix Meynot 1888*

---

PARIS

IMPRIMERIE F. LEVÉ

17, RUE CASSETTE, 17

—

1889

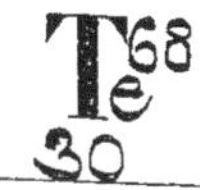

DE

# L'APOPHYSE MASTOÏDE

ET DE

## SA TRÉPANATION

# DE

# L'APOPHYSE MASTOÏDE

## ET DE

## SA TRÉPANATION

PAR

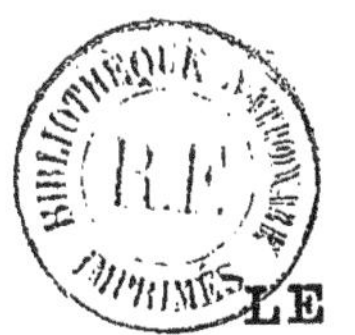

LE D$^r$ A. RICARD

Ancien prosecteur des hôpitaux,
Chef de clinique de la Faculté de médecine.

---

MÉMOIRE COURONNÉ PAR L'ACADÉMIE DE MÉDECINE

*Prix Meynot 1888*

---

PARIS

IMPRIMERIE F. LEVÉ

17, RUE CASSETTE, 17

—

1889

DE

# L'APOPHYSE MASTOÏDE

## ET DE

## SA TRÉPANATION

---

Il peut sembler étrange qu'il y ait encore quelque chose de nouveau à dire sur un point quelconque de l'anatomie normale.

Les dissections sont devenues tellement nombreuses, les recherches spéciales si fréquentes, qu'on penserait volontiers que tout est dit, et qu'il ne reste plus qu'à enregistrer et à apprendre des faits définitivement acquis.

Il n'en est malheureusement rien. Nous avons pu maintes fois, à l'amphithéâtre des hôpitaux, constater que, pour l'apophyse mastoïde, nous vivions, en France du moins, sur des données souvent inexactes, et cela, sur la foi de nos meilleurs auteurs. Un concours, fait en 1884, nous fit vérifier le bien fondé de notre opinion. Depuis, des recherches spéciales, longtemps continuées, nous ont permis d'acquérir des notions plus certaines et plus précises sur la topographie de l'apophyse mastoïde, sur sa structure et ses rapports.

Il ne faudrait pas croire que cette étude soit une recherche vaine et une simple satisfaction donnée à la curiosité d'un anatomiste. Il y a, derrière cette question purement théorique, des conséquences essentiellement pratiques, et de haute importance.

Chacun sait combien fréquentes et dangereuses sont les inflammations des cellules mastoïdiennes. Presque constamment, l'unique remède à ces suppurations profondes est la trépanation de l'apophyse.

Tour à tour vantée et décriée, cette intervention nécessaire, urgente quelquefois, est enfin définitivement, et à juste titre, entrée dans le domaine de la pratique, et son utilité n'est plus contestée par personne. Mais, malheureusement, on ne se fait pas une idée exacte des dangers qu'elle comporte. Réputée autrefois très dangereuse, et par suite abandonnée, les chirurgiens en ont rappelé de cette condamnation ; et aujourd'hui, les faits et les statistiques semblent se donner la main pour prouver l'innocuité presque absolue et la parfaite bénignité de l'opération.

C'est contre cette idée que nous protestons : l'opération, en général bénigne, peut être immédiatement mortelle, du fait même de l'opérateur. Trois exemples récents nous ont été communiqués : l'un appartenant à un de nos maîtres les plus estimés de la province, l'autre à l'un des chirurgiens les plus éminents de l'étranger. Un troisième fait vient d'être présenté à la Société anatomique, et la perforation du sinus a pu être manifestement constatée. En nous en tenant aux seuls faits publiés, le cas doit être exceptionnel. Cela est possible ; mais cela ne tient-il pas, d'abord, à ce que le chirurgien pratique le plus souvent une opération insuffisante, et s'arrête dans les couches osseuses superficielles, redoutant, à juste titre, les couches profondes qu'il sait être dangereuses ? Cela ne tient-il pas aussi « au peu d'empressement que mettent certains chirurgiens à publier les fautes qu'ils commettent et les cas malheureux de leur pratique » (1) ?

Notre but est de rectifier certaines notions anatomiques,

(1) S. DUPLAY. De la trépanation de l'apophyse mastoïde, Revue critique, *Archives générales de médecine*, 1888, p. 722.

de préciser les rapports de l'apophyse mastoïde, de montrer que, dans certaines conditions, la trépanation est dangereuse et qu'il est nécessaire d'établir un manuel opératoire plus précis et différent de celui qui est actuellement adopté, sans quoi, la trépanation de l'apophyse restera ce qu'elle est, c'est-à-dire une opération parfois dangereuse et trop souvent inefficace.

Nous avons été amené à faire ces recherches par la pratique habituelle de l'amphithéâtre qui nous permit de constater combien étaient erronées les descriptions classiques. Sans aucune idée préconçue, sans avoir été influencé par la lecture préalable de traités spéciaux qui n'eût peut-être pas laissé entière notre liberté d'appréciation, nous avons voulu savoir quelle était la vérité. On verra, par la lecture de notre travail, que tout ce qui a été écrit jusqu'à ces derniers temps, dans nos classiques français, doit être regardé comme souvent inexact, et que notre opinion est, à quelque chose près, celle qu'Hartmann, Bezold, Zuckerkandl et Politzer ont depuis longtemps adoptée; nous voyons, en outre, que le procédé opératoire, conseillé par Hartmann, est le seul qui puisse être recommandé à l'exclusion de tous les autres.

En Allemagne, cependant, l'accord est loin d'être fait, et bien que presque tous les chirurgiens suivent la pratique d'Hartmann (de Berlin), d'autres, comme Lucke, Schwartze, Urbantschitsch, dont les noms font autorité, s'en écartent plus ou moins, et il règne encore dans la pratique de la trépanation une technique indécise que ne saurait comporter une opération où la précision et la rigueur nous paraissent constituer les conditions indispensables d'innocuité et d'efficacité.

En France, la technique opératoire paraissait peu avoir été influencée par les recherches de l'étranger connues à peine de quelques-uns. L'article de M. Poinsot du *Dictionnaire de médecine pratique* n'en fait pas mention; l'article plus récent du *Dictionnaire encyclopédique* est également muet à cet égard. M. le professeur Duplay (1) dans une fort judi

(1) DUPLAY. *Archives générales de médecine*, mai et juin 1888.

cieuse revue critique parue dans les *Archives générales de médecine*, adopte pleinement les opinions de Hartmann et de Politzer ; il donne de l'opération une description minutieuse et détaillée qui ne saurait laisser place au doute. On verra que nos recherches anatomiques confirment l'opinion de ce savant maître, et qu'elles établissent d'une façon indiscutable, nous l'espérons du moins, la conduite que doit tenir le chirurgien qui se propose d'ouvrir des cellules mastoïdiennes.

## II

### DE L'APOPHYSE MASTOÏDE

L'apophyse mastoïde est située à la base du crâne, derrière le conduit auditif externe, à la partie postérieure et inférieure de l'os temporal. Elle donne son nom à la région : région mastoïdienne, que quelques auteurs décrivent avec la face (Paulet), mais que la plupart rangent dans les parties latérales du crâne (Velpeau, Blandin, Malgaigne, Richet, Tillaux).

Nous n'insisterons pas longuement sur l'aspect de la région mastoïdienne que chacun connaît. A la partie postérieure de la conque, l'apophyse fait une saillie variable. Cette saillie dépend évidemment du volume de l'apophyse, mais elle dépend surtout de la plus ou moins grande abondance du tissu adipeux, qui la recouvre, ainsi qu'il est facile de s'en assurer. Il suffit, pour cela, de regarder la région mastoïdienne sur un phthisique émacié ou bien sur un sujet gras et obèse. C'est ainsi que, chez les femmes, l'apophyse fait, en général, à peine saillie, et ne se révèle guère qu'à la palpation. Cela tient, non au volume moindre de l'apophyse chez la femme, mais à la couche adipeuse plus épaisse qui la masque.

La peau est intimement unie à la couche aponévrotique

par un tissu cellulaire très serré, dont les aréoles sont remplies d'une graisse disséminée en pelotons rougeâtres.

C'est dans cette couche sous-cutanée que siègent les ganglions lymphatiques, s'il faut en croire M. Richet et après lui M. Poinsot. Pour M. Sappey, dont on connaît la compétence toute spéciale au sujet des lymphatiques, il faudrait reconnaître à ces ganglions un siège plus profond.

Au nombre de cinq à six, ces ganglions ont une forme aplatie et circulaire, et l'on peut, d'après leur siège, les distinguer en inférieurs et supérieurs. Ceux-ci seraient recouverts par une lame fibreuse, qui les fixe sur la portion mastoïdienne du temporal; les inférieurs sont recouverts par le sterno-mastoïdien, et séparés des précédents par l'insertion du muscle. De sorte que, pour M. Sappey, ces ganglions ne seraient point dans la couche sous-cutanée, mais bien dans la couche sous-aponévrotique.

Ils reçoivent les vaisseaux lymphatiques de l'oreille et de la région temporo-occipitale.

La couche aponévrotique est en réalité confondue avec l'insertion du muscle sterno-cléïdo-mastoïdien, qui vient renforcer le périoste et se continuer jusqu'à l'insertion inférieure de l'aponévrose épicranienne. Sur cette couche s'épanouit le muscle auriculaire postérieur avec ses deux faisceaux en éventail, et s'insère le ligament postérieur de la conque.

On doit mentionner une artère principale et deux artérioles sillonnant la région. La première est l'artère *auriculaire postérieure*, solidement fixée dans le sillon auriculo-mastoïdien. De cette artère émane une branche, presque transversale, qui se dirige obliquement en arrière et en haut. On peut l'appeter artère mastoïdienne antérieure, par opposition à la mastoïdienne postérieure, qui vient de l'occipitale. Ces deux artérioles ne sont d'ailleurs pas constantes.

Une seule veine est à signaler, c'est la *veine mastoïdienne*. Elle est très variable de volume et de siège; souvent volumineuse, chez le vieillard, elle est parfois fort petite. Elle vient du sinus latéral et traverse la paroi cranienne, le plus souvent perpendiculairement, pour sortir par le trou mastoïdien. Quelquefois avant d'émerger au dehors, elle suit dans la paroi un trajet de 1 ou de 2 centimètres, et constitue ainsi *un véritable canal veineux, susceptible d'être blessé dans la trépanation de l'apophyse*. C'est un exemple de cette disposition que nous trouvons figures 10 et 20.

Du trou mastoïdien, la veine descend en général à la partie postérieure de l'apophyse, contourne le bord postérieur du sterno-mastoïdien et se jette dans la veine jugulaire interne ou dans l'un de ses affluents, constituant ainsi un véritable canal de sûreté, pour la circulation veineuse de l'encéphale.

Un point nous reste à relever dans la description des parties molles extérieures à l'apophyse mastoïde. Nous voulons parler des rapports du pavillon de l'oreille avec la face externe de l'apophyse.

Quelques auteurs sont absolument muets à cet égard, d'autres se bornent à signaler rapidement que le pavillon de l'oreille recouvre une partie de l'apophyse, mais ils n'en tirent aucune conséquence.

Le fait mérite, cependant, d'être étudié de très près. Car, en réalité, le chirurgien n'intervient que sur la partie de l'apophyse non recouverte et laissée libre par le pavillon de l'oreille.

Si l'on veut bien réfléchir à la situation exacte de l'apophyse, immédiatement derrière le conduit auditif externe, si l'on veut bien considérer à ce niveau la saillie postérieure de la conque et la situation précise du sillon auriculo-mastoïdien, on se rendra parfaitement compte qu'une notable partie de l'apophyse est recouverte par l'oreille.

Il suffit d'ailleurs, pour se convaincre, de pratiquer une coupe transversale et horizontale passant par le conduit auditif. Si l'on a soin préalablement de fixer la peau sur l'os, afin d'éviter le déplacement du sillon auriculo-mastoïdien, on reconnaîtra facilement que la moitié antérieure de l'apophyse mastoïde est recouverte par le cartilage de la conque.

Une des figures du livre de M. Tillaux (1) est bien démons-

(1) TILLAUX. *Traité de chirurgie clinique*, t. I, fasc. I, fig. 6, p. 93.

trative, à·cet égard (fig. 1). On peut la comparer à celles
que nous donnons plus loin (fig. 19, 20, 21 et 26.

Ce rapport n'existe toutefois qu'au niveau du conduit
auditif, car, plus bas, l'apophyse présente son sommet abso-

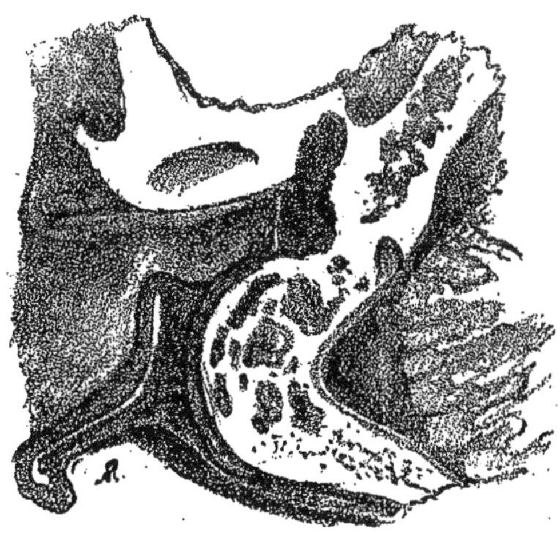

Fɪɢ. 1.

Cette figure, représentée d'après le *Traité de chirurgie clinique* de
M. Tillaux (t. I, fasc. ɪ, p. 93, fig. 6, coupe horizontale de l'oreille gauche),
confirme notre opinion. — Le pavillon a été légèrement décollé pour
montrer les rapports du périoste mastoïdien avec le périoste du conduit
auditif. Malgré cela, on y voit nettement que la portion celluleuse de
l'apophyse est tout entière recouverte par le pavillon de l'oreille.

lument découvert. Cela tient à la direction verticale de
l'apophyse et à l'obliquïté en bas et en avant du sillon auriculaire.

Nous n'insisterons pas sur la continuité du périoste de
l'apophyse avec celui du conduit auditif externe. Ce point
et les conséquences qui en découlent ont été fort bien étu-
diés par M. Tillaux dans ses différents ouvrages auxquels
nous ne pouvons mieux faire que de renvoyer.

# III

## CELLULES MASTOÏDIENNES

L'accord est loin de se faire dans nos livres classiques, au sujet des cellules mastoïdiennes.

M. Richet nous dit qu'elles sont volumineuses chez le vieillard, dont elles creusent toute l'apophyse, que vers l'âge de quatorze à quinze ans, elles communiquent avec l'oreille moyenne.

« C'est vers la partie externe de l'apophyse, qu'il faut les attaquer, dit-il, car là, elles ne sont séparées de l'extérieur que par une couche assez mince. »

M. Tillaux étudie avec précision le large orifice qui, chez l'adulte, fait communiquer les cellules mastoïdiennes avec la caisse, il décrit avec soin le canal horizontal qui y fait suite et qui aboutit à des cellules dont la direction est verticale.

M. Sappey étudie les cellules mastoïdiennes chez différentes classes de vertébrés, il décrit, comme M. Tillaux, le canal pétro-mastoïdien; mais il considère que les cellules auxquelles ce canal aboutit sont essentiellement irrégulières. « C'est tantôt une large cellule, dans laquelle viennent s'ouvrir des cellules plus petites, tantôt une série de cellules de moyenne grandeur, et tantôt un amas de cellules comparables, pour leurs dimensions, à celles qu'on observe à l'extrémité des os longs. »

M. Poinsot(1) donne de ces cellules une description toute spéciale, dont voici la partie essentielle :

« Les cellules peuvent être divisées en deux groupes, constituant l'appareil mastoïdien. Un groupe horizontal ou

_______

(1) Poinsot. *Dictionnaire de médecine et de chirurgie pratiques*, art. Région mastoïdienne, p. 714.

antre mastoïdien, situé profondément et à la base de l'apophyse, et formé de plusieurs grandes cellules qui se trouvent immédiatement derrière et au-dessus de la caisse ; il n'est pas rare de ne rencontrer chez l'adulte qu'une seule cellule de grande dimension. La situation de ce groupe, par rapport à l'oreille moyenne, lui a fait donner le nom de cavité supérieure de la caisse tympanique.

Le deuxième groupe à direction verticale est représenté par le système de petites et de grandes cavités osseuses qui existent dans la partie saillante du processus mastoïdien. De ces cellules, les petites se montrent vers la base, c'est-à-dire près du groupe horizontal ; plus bas, vers le sommet de l'apophyse, se rencontrent les grandes cellules, séparées par des cloisons rudimentaires. »

Cette disposition des cellules mastoïdiennes a été empruntée à la thèse de M. le docteur Delaissement (1) qui l'a trouvée sur plus de trente temporaux d'adultes.

Dans un cas, M. Delaissement aurait trouvé, au lieu de grandes cavités, un grand nombre de petites cellules. On voit que la description est un peu différente suivant les auteurs, et qu'il est difficile de trouver un type qui puisse être adopté à l'exclusion de tout autre.

Nos recherches nous en ont montré la raison. C'est que les cellules mastoïdiennes sont essentiellement variables : elles peuvent manquer et exceptionnellement on a pu trouver une apophyse compacte [Murray (2)]. Sur un sujet adulte, il fallut à M. Richet « une térébration profonde pour arriver à quelques anfractuosités celluleuses, qui n'avaient de débouché nulle part ».

M. Sappey nous dit que les cellules peuvent présenter le nombre et le petit volume des aréoles du tissu spongieux.

Enfin, souvent et principalement chez le vieillard, elles peuvent creuser le temporal de manière à n'être plus séparées de la cavité encéphalique que par une lamelle d'un

---

(1) DELAISSEMENT. *De la trépanation de l'apophyse mastoïde*, Thèse de Paris, 1868, n° 141.

(2) MURRAY, cité par DELAISSEMENT. Thèse de Paris, 1868.

demi-millimètre d'épaisseur — *as ordinary writing paper*
(Buck) — semblable à une feuille de papier ordinaire (1).

Cette diversité dans la disposition des cellules n'existe
pas seulement d'un sujet à l'autre, mais d'une apophyse
à l'autre chez le même sujet. C'est ce qui fait que les cellules mastoïdiennes échappent à toute description régulière. Il nous a été complètement impossible de trouver
un ensemble de faits qui pût faire admettre comme habituelle la description de **M.** le docteur Delaissement et de
**M.** Poinsot.

Le véritable caractère des cellules mastoïdiennes, c'est
l'irrégularité dans la forme et les dimensions. Certains
auteurs ont cependant voulu classer en différents groupes
les diverses variétés d'apophyse mastoïde que le chirurgien peut rencontrer. M. Duplay, dans la revue à laquelle
nous avons déjà fait allusion, résume ainsi les travaux des
auteurs allemands :

« Des recherches de Hartmann, de Bezold, Politzer,
Zuckerkandl, il résulte que tantôt les cellules pneumatiques prédominent sur le tissu spongieux de l'os, tantôt le
tissu spongieux tend à l'emporter sur les cellules pneumatiques, tantôt, enfin, ces dernières ayant presque complètement disparu, l'apophyse mastoïde est à peu près exclusivement constituée par un tissu diploïque ordinaire ou
même, dans certains cas, par un tissu compact, sclérosé,
dur comme l'ivoire. Ces trois variétés de structure de l'apophyse mastoïde ont été désignées par quelques auteurs sous
les noms d'*apophyses pneumatiques, diploïques et scléreuses*, dénominations qui méritent d'être adoptées et que nous aurons
l'occasion d'employer dans la suite » [Duplay] (voir fig. 3,
5 et 6 les types de ces trois variétés d'apophyses).

Ces épithètes conviennent bien pour caractériser certains
types d'apophyse mastoïde; mais elles sont loin de répondre à tous les cas, et, bien souvent, telle apophyse, qui
est pneumatique en avant, est scléreuse ou diploïque en

---

(1) Cette augmentation de cellules mastoïdiennes s'accompagne d'atro-
phie et d'usure des deux tables de l'os, usure qui peut aller jusqu'à la
perforation (pneumatocèle). La minceur des parois de l'apophyse était
remarquable dans la pièce représentée fig. 3 et 4.

arrière. C'est même là, comme nous le verrons, la règle habituelle.

« Il est intéressant de savoir dans quelles proportions relatives se rencontrent ces trois variétés de mastoïdes. Or, sur 250 temporaux, Zuckerkandl (1), en a trouvé seulement 36,8 p. 100 avec des apophyses pneumatiques, 43,2 p. 100 avec apophyses en partie pneumatiques et en partie diploïques, et 20 p. 100 avec apophyses entièrement diploïques ou scléreuses.

Dans les deux dernières variétés, les cellules pneumatiques sont plus particulièrement groupées au voisinage du conduit auditif osseux et parfois réduites à l'antre mastoïdien, qui souvent même présente une étroitesse extrême.

Outre ces variétés de structure de l'apophyse mastoïde individuelles, on peut observer encore des modifications plus ou moins profondes,

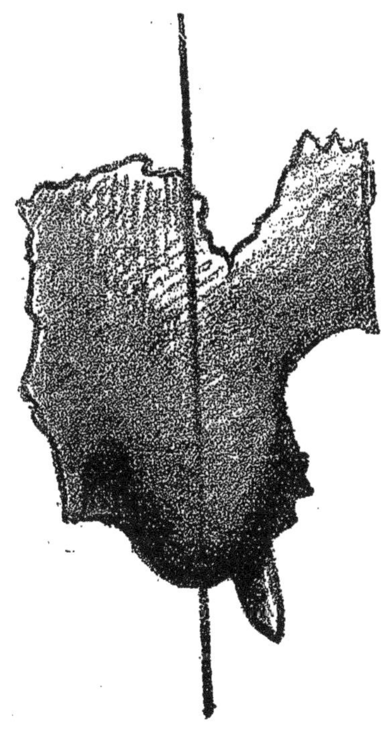

Fig. 2.

Temporal par sa face externe. Ligne où a porté la section.

produites par des altérations pathologiques. Ainsi, même dans une apophyse mastoïde pneumatique normalement développée, les communications des diverses cellules entre elles, des cellules avec l'antre mastoïdien, de celui-ci avec la cavité tympanique, peuvent être interrompues, soit par

(1) Zuckerkandl. *Monatschrift. f. Ohrenheilk.*, 1879, cité par Politzer.

dès excroissances fongueuses, soit par des masses osseuses de nouvelle formation, soit, enfin, par suite d'une hyperplasie des parois, des cellules ou d'une sclérose du tissu diploïque de la mastoïde » (Duplay).

Mais l'étude plus attentive de ces cellules mastoïdiennes, quel que soit leur volume, nous a montré qu'il y avait dans

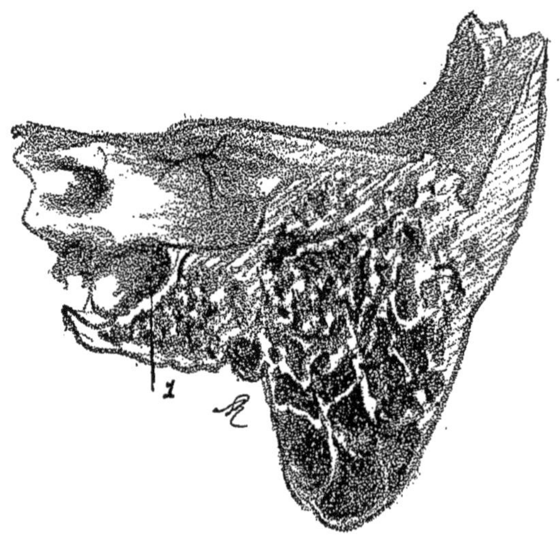

Fig. 3.

COUPE FAITE DANS LA MOITIÉ ANTÉRIEURE DE L'APOPHYSE.

L'apophyse est volumineuse. Le sinus est fort éloigné en *1*. C'est le type de l'apophyse pneumatique.

leur disposition quelque chose de constant, quelques points toujours les mêmes qu'il importait de relever, car ils doivent seuls guider l'opérateur.

Tout le monde est d'accord pour dire qu'à une apophyse saillante et volumineuse correspondent des cellules larges et nombreuses ; et chacun sait que, chez l'enfant, les cellules mastoïdiennes, comme les autres sinus de la face, n'existent que peu ou point. On trouvera représentée (fig. 2, 3, 4) l'apophyse mastoïde d'un vieillard de soixante-quinze ans. Son volume extérieur n'est pas très considérable ; mais les cellules qui la creusent sont volumineuses. On y voit de larges cellules inférieures, de nombreuses petites cellules supérieures, et l'apophyse était tellement creusée par ces cavités, qu'il eût été facile de l'écraser avec les doigts.

A côté de ce premier point admis par tous, il en reste un autre également établi, c'est l'existence de ce que M. Sappey appelle le canal pétro-mastoïdien.

Sous ce nom, il faut entendre un conduit large de 3 à 4 millimètres, s'ouvrant à la partie postérieure de la caisse du tympan, juste en face l'ouverture de la trompe d'Eustache, sur la paroi opposée (Tillaux), et se dirigeant horizontalement vers le processus mastoïdien.

C'est ce que d'autres auteurs désignent sous le nom d'*antre mastoïdien*. Ce conduit est très court, prismatique et triangulaire ; sa paroi supérieure est concave et rugueuse, sa paroi externe plane et plus régulière, sa paroi interne convexe et lisse. Cette dernière paroi correspond au canal demi-circulaire externe (Sappey).

Voici donc un deuxième point bien établi, savoir la communication de la caisse avec les cellules

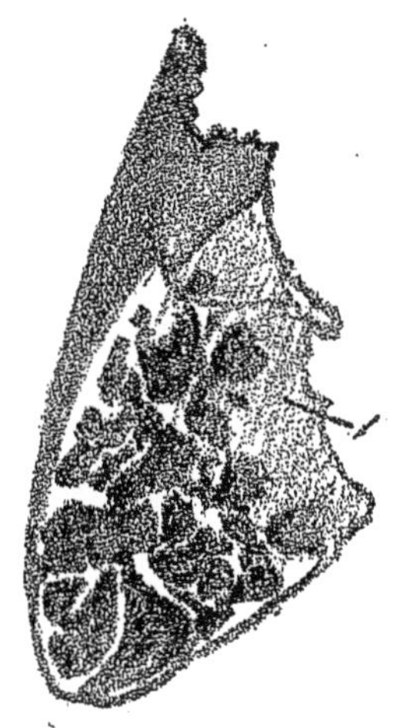

Fig. 4.

PARTIE POSTÉRIEURE
DE LA COUPE.

En *I*, mince lamelle osseuse cachant le sinus latéral.

mastoïdiennes. Il suffit de lire la description si nette et si précise de M. Sappey, pour l'admettre, du moins chez l'adulte. Nous verrons plus loin qu'il en est de même chez l'enfant.

Un troisième point est bien connu, mais a besoin d'être précisé, à cause de son importance ; nous voulons parler du rapport des cellules avec le sinus latéral.

Voici ce que dit M. Richet à cet égard : « La portion du rocher, qui correspond du côté de la cavité cranienne à l'apophyse mastoïde, est creusée d'un sillon profond pour loger le sinus latéral, la dure-mère y adhère assez faiblement ; en arrière



2

du sinus, la face interne de l'apophyse répond au cervelet. »

On peut voir, dans les planches reproduites dans le livre de M. Sappey, la superposition exacte du sinus et de l'apophyse mastoïde.

M. Tillaux s'exprime ainsi : « En dedans, les cellules affectent un rapport de la plus haute importance avec le sinus latéral. Le sinus n'est séparé des cellules mastoï-

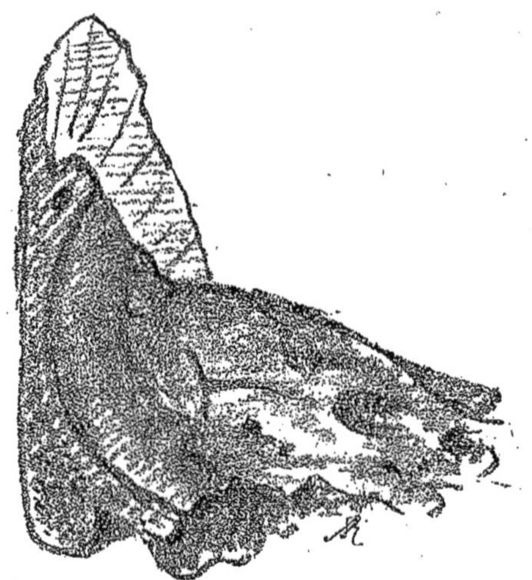

Fig. 5.

COUPE VERTICALE.

Apophyse diploïque.

diennes que par la lame externe ou vitrée des os du crâne ; de plus, de nombreux vaisseaux veineux font communiquer entre elles ces deux parties... le sinus latéral correspond dans le crâne à la face interne et surtout au bord antérieur de l'apophyse mastoïde. »

A notre avis, cette dernière disposition serait exceptionnelle, il faudrait voir les choses autrement et dire : Le sinus latéral correspond dans le crâne à |la face interne, et surtout à la moitié postérieure de l'apophyse. » C'est, en effet, la disposition de beaucoup la plus fréquente, au niveau de la base de l'apophyse.

Ce rapport est démontré par une série de coupes faites, soit verticalement, soit horizontalement, et que l'on trouvera rapportées et dessinées dans ce travail.

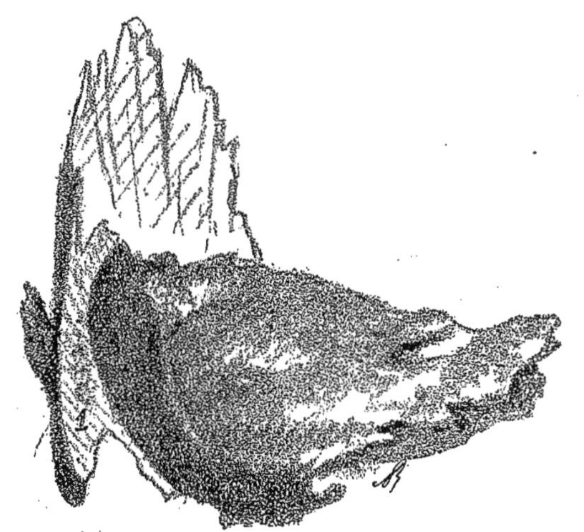

Fig. 6.



Apophyse scléreuse.

Mais pour bien affirmer notre opinion et démontrer que c'est la moitié postérieure et non la moitié antérieure de l'apophyse qui est en rapport avec le sinus, nous n'avons qu'à nous reporter aux figures qui sont dans le livre d'anatomie de M. Tillaux : l'une, horizontale, que nous avons déjà signalée (voir fig. 21), et l'autre, verticale, à peu près analogue à la figure 13.

La coupe porte verticalement et transversalement à quelque distance du méat auditif externe, c'est-à-dire près de 1 centimètre derrière le sillon auriculaire ; elle atteint seulement le bord postérieur de l'apophyse, ainsi qu'on peut le constater, car le sommet est respecté par la coupe et se trouve sur un plan antérieur. Cependant, le sinus latéral est ouvert dans toute sa hauteur (1).

(1) TILLAUX. *Traité d'anatomie*, p. 129.

Nous sommes donc autorisé à dire que la moitié postérieure de l'apophyse mastoïde est la moitié dangereuse ; cependant exceptionnellement, il n'en serait pas ainsi, et, dans certains cas, le sinus latéral, situé plus en avant, s'avancerait plus loin à la face interne de l'apophyse, et s'approcherait de la paroi postérieure du conduit auditif. Dans ces cas, nulle trépanation n'est pour ainsi dire possible, car si le sinus devenu plus antérieur n'est plus en rapport avec la moitié postérieure de l'apophyse, c'est la cavité cranienne qui vient à sa place et qui, maintenant, se trouve en dedans de l'os. Dans ces cas, le danger est d'autant plus grand qu'une telle disposition s'observerait surtout sur les apophyses minces et scléreuses ; ces cas, que le chirurgien ne peut malheureusement pas prévoir, sont heureusement rares. Hartmann a constaté que, sur cent préparations, la trépanation aurait atteint sûrement deux fois le sinus latéral. Dans les nombreuses coupes que nous avons faites, nous n'avons trouvé qu'une fois cette disposition. Elle coïncidait également avec une apophyse petite, scléreuse, presque tout entière cachée par le pavillon de l'oreille ; mais, dans ce cas extrême, une distance de 12 millimètres séparait encore le sinus de la paroi postérieure du conduit auditif externe, qui, comme on le sait, se trouve sur le même plan que le bord antérieur de l'apophyse mastoïde (voir, fig. 7 et 8, les dimensions habituelles de cet intervalle). En dehors de ces cas exceptionnels et dont la proportion ne dépasse pas 2 p. 100, le sinus correspond à la moitié postérieure de l'apophyse.

La situation du sinus étant déterminée par rapport à la face interne de l'apophyse, il nous fallait maintenant chercher quelle était la distance qui séparait le canal veineux de la couche superficielle de l'os, pour connaître quelle épaisseur un instrument, agissant dans la moitié postérieure de l'apophyse, pouvait perforer sans danger.

Comme il était facile de le prévoir, d'après ce que nous avons dit plus haut, cette épaisseur est extrêmement variable. Elle tient en effet à la présence, au nombre, au volume ou à l'absence de cellules et à la hauteur du point que l'on envisage.

Au niveau du bord supérieur du conduit auditif, l'épaisseur de l'apophyse dépasse rarement 1 centimètre ; ce n'est
qu'exceptionnellement qu'elle atteint 2 centimètres, chez
le vieillard dont l'apophyse est volumineuse et les cellules
mastoïdiennes très larges. Mais en général, *dans cette
moitié postérieure* de l'apophyse, on ne rencontre que de

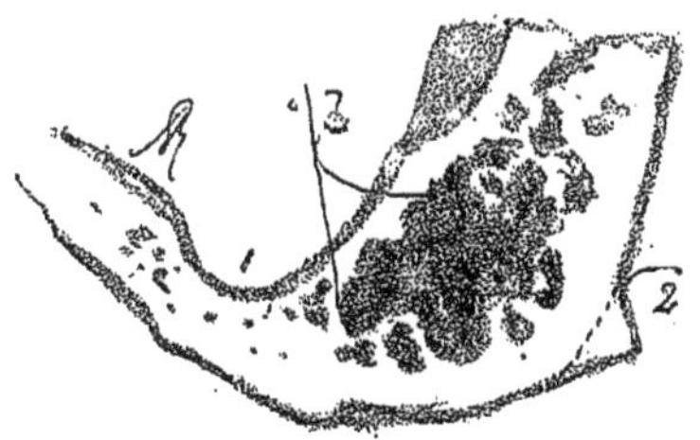

Fig. 7.

COUPE HORIZONTALE.

1. Sinus latéral; 2. Conduit auditif; 3. Cellules pétro-mastoïdiennes.

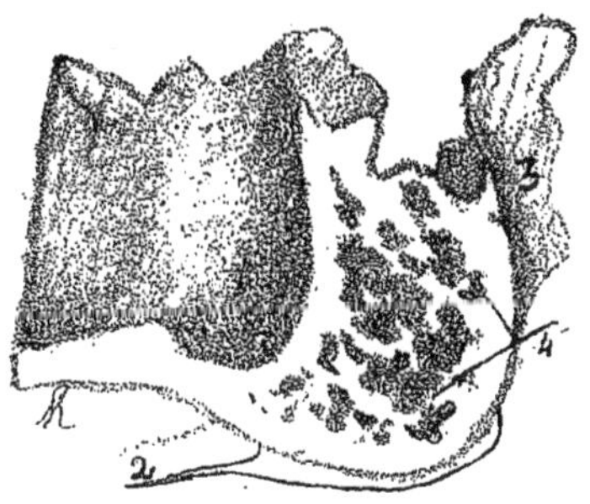

Fig. 8.

COUPE HORIZONTALE.

1. Sinus latéral ; 2. Apophyse mastoïde ; 3. Conduit auditif externe ;
4. Cellules pétro-mastoïdiennes.

rares et petites cellules, et l'épaisseur de l'os peut ne pas
dépasser 2 ou 3 millimètres.

Voici, entre autres (fig. 7 et 8), deux exemples de cette
extrême minceur, coïncidant avec une absence de cellules :

Tels sont les rapports du sinus envisagés au niveau du

bord supérieur du méat auditif, mais plus l'on descend, plus la distance du sinus et de la table externe augmente, le sinus se dirigeant très obliquement en dedans pour atteindre le golfe de la veine jugulaire. Entre la face externe de l'apophyse et la gouttière du sinus, on peut alors voir une distance de 2 et même 3 centimètres.

Nous pouvons traduire cette donnée nouvelle en disant : *la moitié postérieure de l'apophyse mastoïde est dangereuse, à cause de son voisinage avec le sinus latéral, mais le danger diminue au fur et à mesure qu'on s'éloigne de la base pour se rapprocher du sommet de l'apophyse.*

Envisageons maintenant quel est le rapport des cellules avec la partie antérieure de l'apophyse, c'est-à-dire avec la paroi osseuse du conduit auditif. S'il faut en croire M. Poinsot, ce n'est qu'une lamelle mince et transparente qui sépare les cellules mastoïdiennes de la cavité du conduit auditif. C'est sur ce rapport étroit que Toynbee s'est fondé pour avancer, avec une évidente exagération, que le point de départ des maladies des cellules mastoïdiennes est le plus ordinairement dans le conduit auditif externe.

Nous sommes loin d'admettre une pareille opinion, nous avons toujours vu les cellules séparées du conduit auditif par une lame de tissu compact, très dense, de 2 millimètres d'épaisseur.

Il n'en est pas de même pour la paroi supérieure du conduit auditif qui est, en général, plus mince ; son tissu plus spongieux est creusé de cellules en rapport avec les anfractuosités de l'apophyse mastoïde.

Nous venons de voir les rapports des cellules mastoïdiennes avec les parois de l'apophyse, mais il nous reste à étudier un point généralement négligé, c'est le rapport des cellules mastoïdiennes avec l'apophyse mastoïde elle-même.

On s'est, jusqu'à présent, trop occupé de la forme, de la direction, du volume des cellules, on les a trop examinées par le détail et pas assez dans leur ensemble ; c'est cette étude que nous nous proposons de faire maintenant.

Quand on examine, sans idée préconçue, les dessins que
nous fournissent les coupes horizontales de la région mastoïdienne, on reconnaît que la base du rocher est creusée
d'une série de cellules qui sont établies entre la caisse du
tympan et la table externe du temporal, et que, si la coupe
porte au-dessus du conduit auditif externe, on peut voir
que ces cavités existent aussi bien en avant qu'en dehors et
en arrière de la caisse tympanique (voir fig. 9).

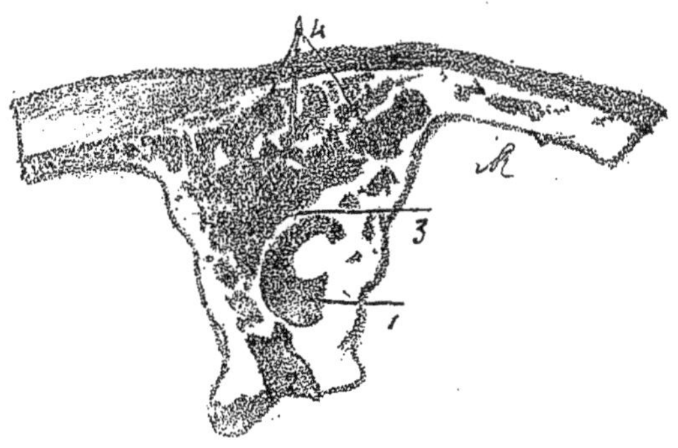

Fig. 9.

COUPE HORIZONTALE PASSANT AU-DESSUS DU CONDUIT AUDITIF EXTERNE.

1. Canaux semi-circulaires; 2. Conduit auditif interne;
3. Antre mastoïdien; 4. Cellules pétreuses.

Ces cellules n'ont rien qui puisse là leur faire mériter le
nom de mastoïdiennes, elles sont bien mieux appelées *cellules pétreuses*, car elles appartiennent entièrement au rocher,
c'est-à-dire à la portion pétreuse du temporal.

Nous insistons sur la situation de ces cellules qui sont
constantes et au milieu desquelles se trouve le conduit pétro-
mastoïdien (fig. 9, n° 3), c'est-à-dire une cellule plus large, ouverte d'une part dans la caisse, d'autre part dans les cavités
cellulaires du processus mastoïdien. Lorsqu'on envisage
ce conduit avec quelque attention, on peut le considérer
comme un véritable prolongement de la caisse. L'étude que
nous ferons chez le nouveau-né nous montrera qu'il en est
bien ainsi.

Or, la situation de cette cavité cellulaire est importante

à déterminer, car c'est évidemment elle qui est la première
atteinte par la suppuration de la caisse, et c'est elle, par
suite, qu'il faudra ouvrir pour donner au pus un facile
écoulement au dehors.

Si une deuxième coupe vient à porter sur la partie supérieure du conduit auditif, on voit alors un changement se
produire.

Les cellules, qui étaient entre la caisse du tympan et la
table externe de l'os, se partagent maintenant en deux

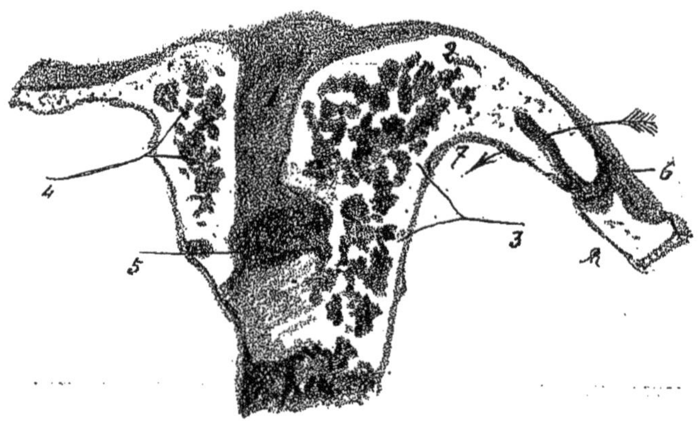

Fig. 10.

1. Conduit auditif externe; 2. Partie postérieure de l'apophyse peu
celluleuse; 3. Cellules pétreuses postérieures; 4. Cellules pétreuses
antérieures; 5. Caisse du tympan; 6. Veine mastoïdienne et canal
veineux; 7. Sinus latéral.

groupes, séparés par le conduit auditif externe : le groupe
antérieur plus petit mérite le nom de groupe *pétreux antérieur* ; le groupe postérieur, formé de cellules en général
plus nombreuses et plus larges, mérite le nom de *cellules
pétreuses postérieures* (fig. 10, n° 3).

Nous ne tenons pas autrement à ces deux dénominations;
elles n'ont dans notre esprit que ce simple but : faire voir
que les cellules, que l'on a décrites sous le nom de cellules
mastoïdiennes, appartiennent plus au rocher qu'à l'apophyse mastoïde elle-même.

Les autres coupes ne font que confirmer cette opinion.

Nous constatons encore un nouveau changement si nous examinons une troisième coupe, c'est-à-dire une coupe plus inférieure; les cellules pétreuses antérieures ont complètement disparu et sont remplacées par la cavité glénoïde du temporal.

La paroi antérieure du conduit auditif est mince et en rapport avec cette cavité glénoïde (fig. 19, 20 et 21).

Les cellules postérieures, au contraire, sont nombreuses et larges, elles forment comme une jetée qui s'avance dans le rocher entre le conduit auditif externe en avant, et la fosse cérébelleuse en arrière.

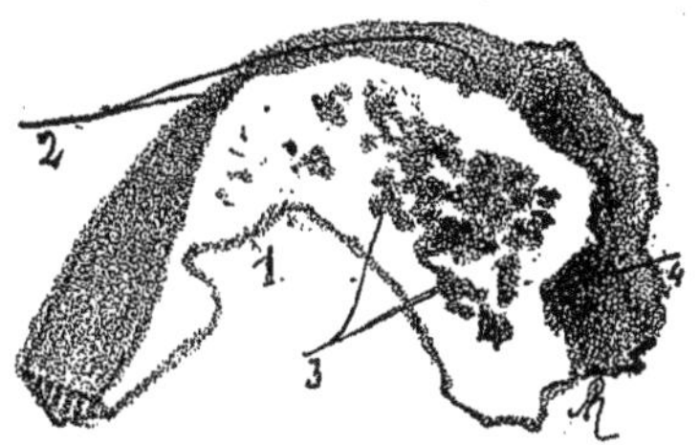

Fɪɢ. 11.

COUPE HORIZONTALE.

1. Sinus latéral; 2. Apophyse mastoïde; 3. Cellules pétro-mastoïdiennes correspondant à la moitié antérieure de l'apophyse; 4. Conduit auditif externe.

Ces cellules peuvent être de formes et de dimensions très variables, mais leur situation est toujours la même, elles se trouvent encaissées entre deux lames de tissu compact les séparant du conduit auditif en avant, de la cavité cranienne en arrière.

Pourquoi, dès lors, appeler ces cellules : mastoïdiennes? Elles sont dans l'épaisseur du rocher et méritent le nom de *pétro-mastoïdiennes* et non pas simplement de mastoïdiennes.

Multiplions nos recherchons et nous verrons que, si quelques-unes de ces cellules viennent à manquer, que s'il y en a d'inconstantes, ce seront toujours les cellules appartenant exclusivement à l'apophyse mastoïde. Nous constatons, en effet, que, dans le cas où l'apophyse est presque com-

Ces trois coupes verticales (fig. 12, 13, 14) ont été faites sur la même apophyse : la 1ʳᵉ, derrière le conduit auditif externe, dans le tiers antérieur; la 2ᵉ, 1 cent. plus en arrière, au niveau du point habituel de trépanation, montre l'épaisseur moindre de l'apophyse, la rareté des cellules; le sinus latéral, invisible dans la première coupe, est ouvert dans toute sa hauteur; la 3ᵉ coupe est faite dans le tiers postérieur de l'apophyse.

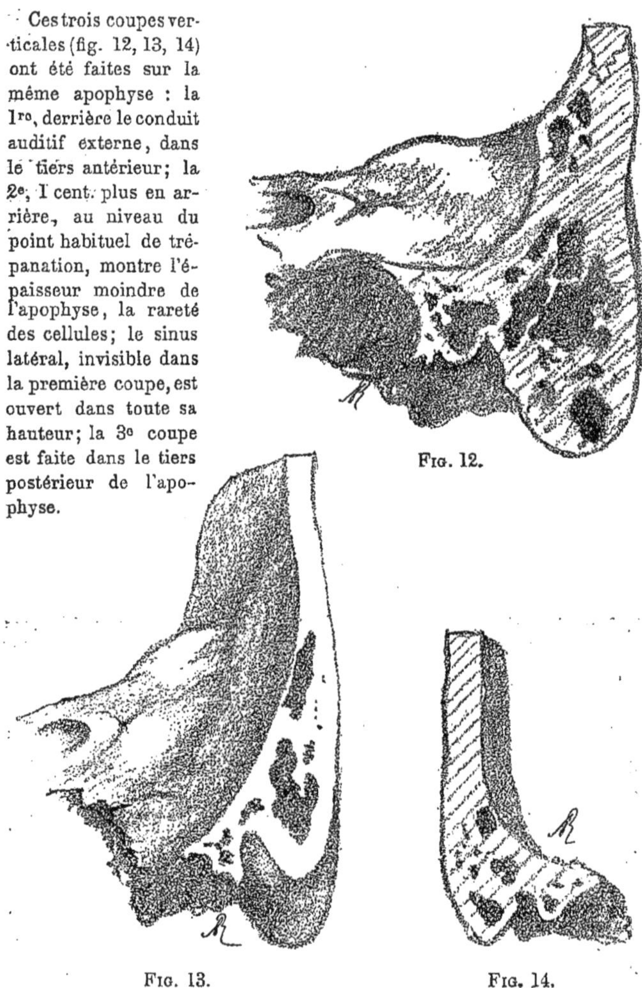

Fig. 12.

Fig. 13.

Fig. 14.

pacte, il y existe cependant cette jetée de cellules s'avançant dans le rocher.

Il convient donc de considérer les cellules mastoïdiennes non comme un groupe distinct qui part de l'apophyse pour gagner le rocher et atteindre la caisse du tympan, mais bien comme une annexe, et un simple prolongement des cellules pétreuses.

L'histoire du développement de l'os ne fera que confirmer cette opinion.

Nous avons donc établi que les cellules dites mastoïdiennes, mais mieux appelées pétro-mastoïdiennes, forment une jetée s'avançant dans le crâne parallèlement à la paroi postérieure du conduit auditif. Nous avons fait voir que ces cellules étaient constantes dans le rocher et qu'elles envahissaient secondairement l'apophyse mastoïde, il nous reste à établir quelle est la portion de l'apophyse qui se trouve creusée par les cellules.

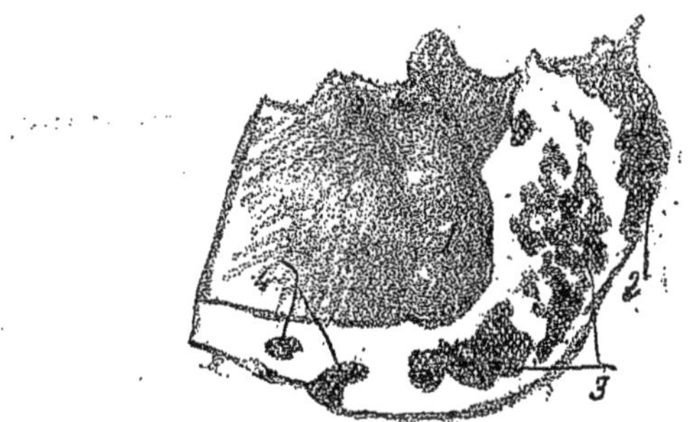

Fɪɢ. 15.

1. Sinus latéral; 2. Conduit auditif; 3. Cellules mastoïdiennes;
4. Veine mastoïdienne.

L'examen attentif des figures va nous répondre, et il est facile de constater sur les coupes (fig. 7, 8, 10 et 11) que la partie antérieure de l'apophyse est presque toujours seule celluleuse et que, lorsque les cellules atteignent le bord postérieur de l'apophyse, ce n'est qu'après avoir traversé sa partie antérieure. (Voir les trois coupes, fig, 12, 13 et 14.)

La coupe dessinée fig. 15 représente une des pièces crues à tort si fréquentes, où la trépanation, faite en son siège habituel, eut ouvert une des cellules principales de l'apophyse sans danger pour le sinus.

Ce n'est guère que chez le vieillard que l'on trouve une

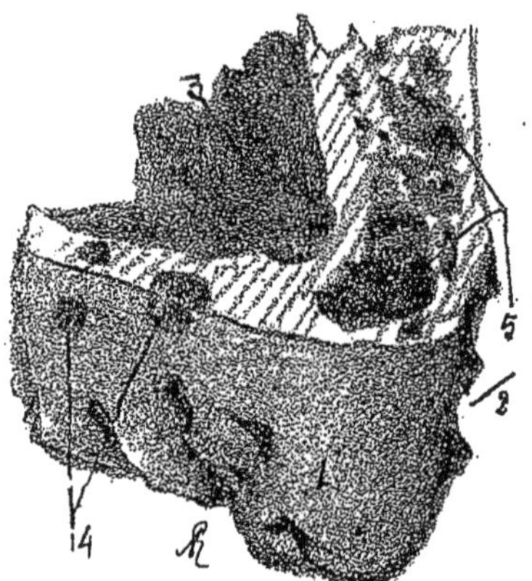

FIG. 16.

1. Apophyse mastoïde; 2. Conduit auditif externe; 3. Sinus latéral; 4. Veine mastoïdienne; 5. Cellules pétro-mastoïdiennes.

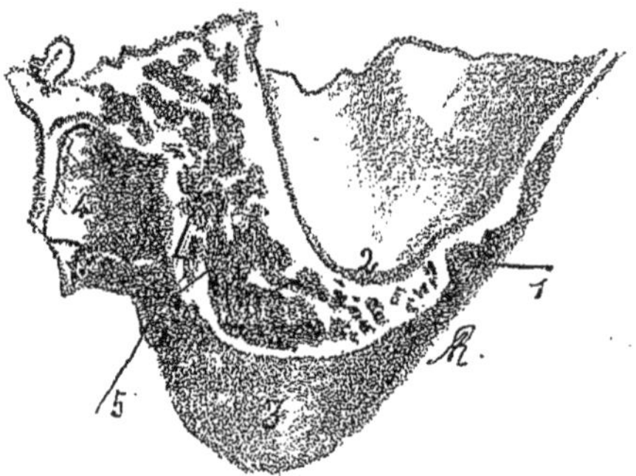

FIG. 17.

1. Veine mastoïdienne; 2. Sinus latéral; 3. Apophyse mastoïde; 4. Conduit auditif externe; 5. Cellules pétro-mastoïdiennes.

apophyse entièrement creusée; chez l'enfant, chez l'adulte, c'est dans la moitié antérieure que se trouve circonscrite la partie celluleuse de l'apophyse.

Voici deux coupes, vues obliquement (fig. 16 et 17), de façon à montrer à la fois les cellules mastoïdiennes et l'apophyse mastoïde elle-même.

Il est facile de constater que, dans l'une comme dans l'autre, les cellules ne dépassent pas la moitié antérieure du

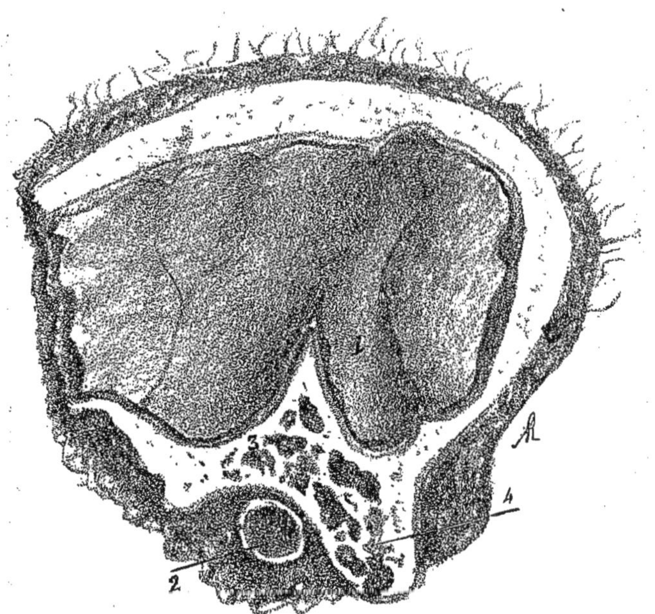

Fɪɢ. 18.

COUPE VERTICALE ANTÉRO-POSTÉRIEURE DÉDOUBLANT L'APOPHYSE MASTOÏDE.

1. Sinus latéral; 2. Conduit auditif externe; 3. Cellules pétreuses;
4. Apophyse mastoïde.

processus mastoïdien, que les cellules pétreuses et les cellules mastoïdiennes proprement dites ne forment qu'un tout unique, situé à la partie antérieure de l'apophyse mastoïde, immédiatement derrière le conduit auditif externe.

Ces dessins confirment les premiers, il suffit de les étudier avec soin pour être convaincu.

Le dessin ci-dessus (fig. 18) est obtenu sur une coupe

verticale antéro-postérieure, dédoublant l'apophyse mastoïde en deux parties.

Sur cette coupe, il est facile de constater l'absence de cellules dans la moitié postérieure de l'apophyse et leur localisation en avant, près et autour du conduit auditif externe.

On peut également remarquer qu'au dessus de l'apophyse mastoïde, il existe des cellules pétreuses. Nous aurions pu présenter une autre coupe analogue, faite entièrement en dedans de l'apophyse mastoïde; cette coupe nous montrait toutes les cellules pétreuses en avant, au-dessus et en arrière du conduit auditif, mais l'absence de l'apophyse mastoïde enlevait une partie de son intérêt à cette deuxième coupe. C'est pour cette raison que nous ne l'avons pas représentée.

Nous avons établi plus haut que la moitié postérieure de l'apophyse mastoïde était dangereuse par son voisinage avec le sinus; nous venons de démontrer qu'elle était, en général, peu épaisse et peu celluleuse, il nous sera facile, dans la seconde partie de ce travail, de tirer des conclusions opératoires précises.

La trépanation étant généralement faite à la partie postérieure et peu celluleuse de l'apophyse, il est généralement dit, dans ces observations, que l'apophyse a été trouvée sclérosée. Cela ne doit point nous étonner, car à ce niveau c'est un état normal et non point pathologique.

Il nous reste à faire voir deux figures fort intéressantes à plusieurs points de vue (fig. 19 et 20). On peut remarquer, sur l'une et sur l'autre de ces deux figures, qu'au niveau du bord supérieur du conduit auditif, là où a été pratiquée la coupe, il n'existe aucune cellule mastoïdienne et que l'apophyse est entièrement formée de tissu compact. Mais les cellules pétreuses existent et communiquent avec la caisse.

Sur l'une des coupes, la perforation de l'apophyse eût fatalement amené la déchirure de la veine mastoïdienne (fig. 20, n° 7) ou du sinus.

Enfin, ces deux dessins prennent un intérêt tout particulier, par la conservation des parties molles : ce qui permet

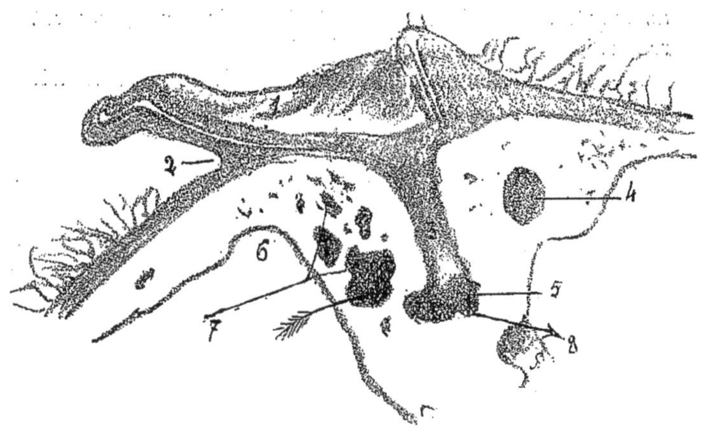

Fig. 19.

1. Pavillon de l'oreille; 2. Sillon auriculo-mastoïdien; 3. Paroi supérieure du conduit auditif externe; 4. Cavité glénoïde; 5. Caisse du tympan; 6. Sinus latéral; 7. Cellules pétreuses postérieures; 8. Antre pétro-mastoïdien.

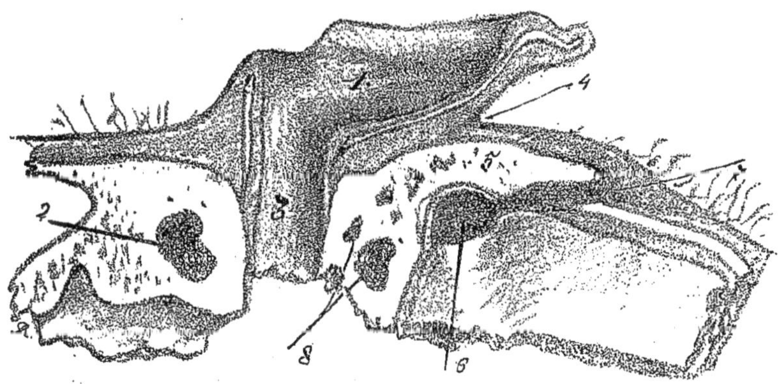

Fig. 20.

1. Pavillon de l'oreille; 2. Cavité glénoïde; 3. Conduit auditif externe; 4. Sillon auriculo-mastoïdien; 5. Apophyse mastoïde; 6. Sinus latéral; 7. Canal veineux mastoïdien; 8. Cellules pétro-mastoïdiennes.

[Nous attirons, d'une façon toute particulière, l'attention sur ces deux figures. La trépanation faite derrière le sillon auriculo-mastoïdien eût été inefficace et dangereuse.]

de constater que la moitié antérieure de l'apophyse est recouverte par le pavillon de l'oreille.

La figure 21, empruntée au livre de M. Tillaux, ne fait que confirmer les deux précédentes.

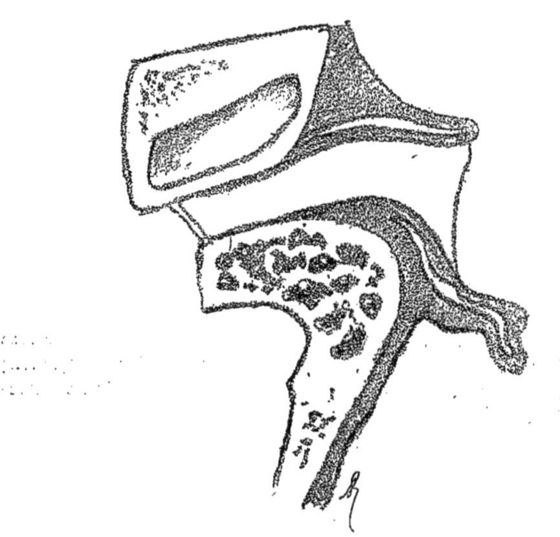

Fig. 21.

D'après Tillaux, *Traité d'anatomie topographique*, 2ᵉ édit., p. 94.

Il nous sera permis de conclure de ce long exposé et de ces nombreux dessins, que la *moitié postérieure de l'apophyse mastoïde est dans un voisinage rapproché du sinus. Elle constitue la portion dangereuse de l'apophyse.*

*La moitié antérieure est non seulement moins dangereuse, mais c'est elle seule qui, presque toujours, renferme les véritables cellules mastoïdiennes communiquant avec la caisse. C'est la portion chirurgicale de l'apophyse.*

*Malheureusement elle est recouverte par le pavillon de l'oreille.*

# IV

## CELLULES MASTOÏDIENNES CHEZ L'ENFANT

Comme nous l'avons mentionné à plusieurs reprises, l'étude du développement de l'apophyse ne fait que nous confirmer dans les opinions précédemment émises.

. . Nous avons prétendu que les cellules aériennes, qui constituaient les cellules de l'apophyse mastoïde, n'étaient qu'une annexe de celles développées autour de la caisse et que le processus cellulaire débutait par le rocher, pour gagner consécutivement l'apophyse.

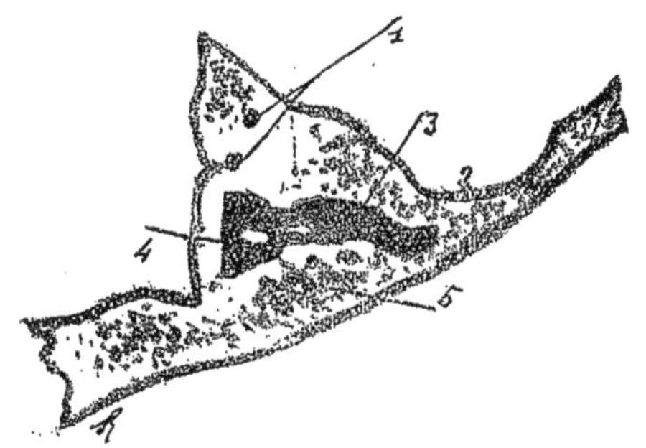

Fig. 22.

COUPE HORIZONTALE AU-DESSUS DU CONDUIT AUDITIF EXTERNE.

1. Conduits demi-circulaires; 2. Sinus latéral; 3. Antre mastoïdien; 4. Caisse tympanique où se voit la partie supérieure du marteau; 5. Cellules pétreuses.

Chez le nouveau-né, les cellules pétreuses postérieures existent déjà, le conduit pétro-mastoïdien est tout entier, et il se présente comme un véritable diverticule de la caisse (fig. 22, n° 3). C'est ce que M. Poinsot décrit sous le nom

3

d'antre mastoïdien et que MM. Barety et Renaut (1) ont dénommé diverticule prémastoïdien. Si l'on suit le déve-

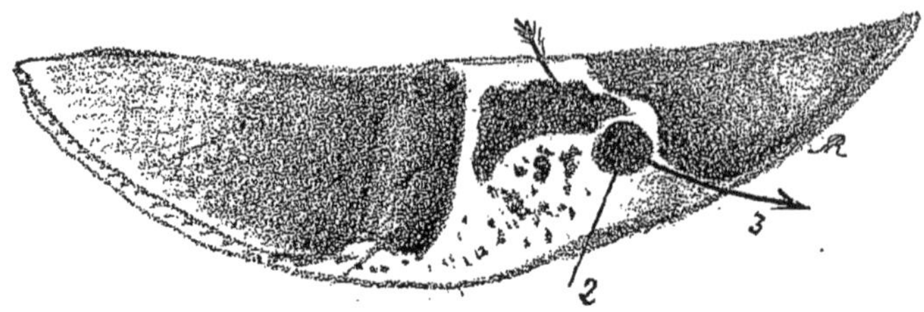

FIG. 23.

COUPE ANTÉRO-POSTÉRIEURE.

1. Sinus latéral; 2. Caisse tympanique; 3. Flèche indiquant la communication de la caisse avec l'antre mastoïdien.

loppement de ce diverticule, on voit qu'à son extrémité postérieure et externe se forment les cellules pétro-mastoï-

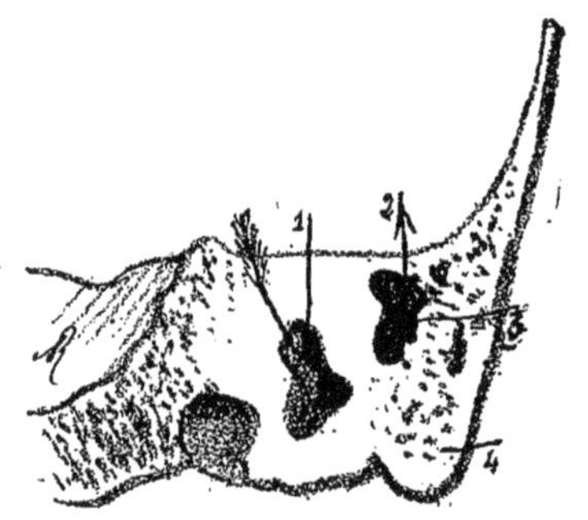

FIG. 24.

COUPE TRANSVERSALE, ENFANT DE DIX-HUIT MOIS.

1. Caisse tympanique; 2. Flèche indiquant la communication avec l'antre mastoïdien (3); 4. Apophyse spongieuse.

diennes et que ce prolongement de la cavité tympanique n'est autre chose que le futur conduit pétro-mastoïdien.

(1) BARETY et RENAUT. Anatomie pathologique de l'otite interne des nouveau-nés, *Archives de physiologie*, 1869, vol. VI, p. 376.

Chez le nouveau-né, cette cavité est remplie, comme la caisse, par des produits de desquamation épithéliale qui disparaissent rapidement.

L'examen minutieux des figures nous a suffisamment montré la façon dont se sont formées les cavités cellulaires.

A la naissance, en dehors des cellules pétreuses postérieures, ou diverticule pétro-mastoïdien, on ne rencontre que du tissu spongieux : « Celui-ci, dans le cours de la première année, commence à être résorbé et quelques cellules aérifères apparaissent. A deux ans, le groupe des cellules aérifères s'étend jusqu'à la base de l'apophyse mastoïde (fig. 24); de deux à trois, il se prolonge dans toute l'épaisseur de cette apophyse qui commence à se dessiner. Plus tard, les cellules augmentent de capacité; elles communiquent plus largement, elles se confondent même en partie. Plus tard

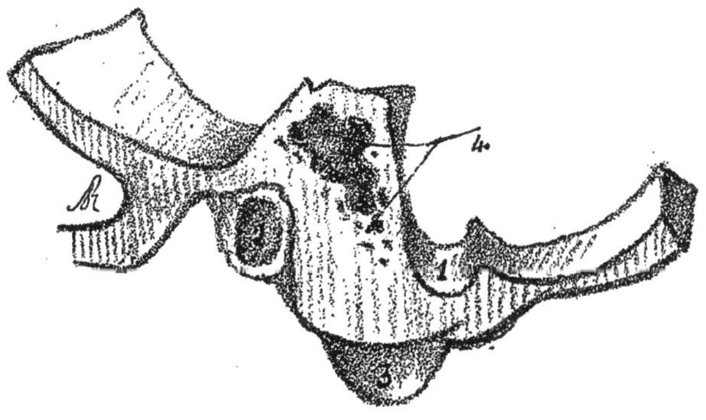

Fig. 25.

COUPE ANTÉRO-POSTÉRIEURE PASSANT EN DEDANS DE L'APOPHYSE MASTOÏDE.

1. Sinus latéral; 2. Conduit auditif externe; 3. Apophyse mastoïde; 4. Antre pétro-mastoïdien.

encore, la table externe de l'apophyse mastoïde s'éloigne de l'interne, et le volume de celle-ci s'accroît considérablement. »

C'est ainsi que s'exprime M. Sappey. On ne peut pas plus

nettement faire marcher le processus cellulaire du rocher vers l'apophyse mastoïde.

On voit combien il est illogique de rattacher le développement des cellules au développement de l'apophyse mastoïde, puisque les cellules sont apparues avant que l'apophyse existât.

Chez l'enfant, les cellules sont situées au-dessus du sinus latéral, c'est-à-dire bien au-dessus de l'apophyse (fig. 23, 24 et 25), il n'y a donc pas lieu de les appeler cellules mastoïdiennes.

Elles sont complètement indépendantes de l'apophyse mastoïde et sont exclusivement dans l'épaisseur du rocher.

L'étude du développement des cellules aérifères de l'oreille nous montre donc, une fois de plus, qu'il faut envisager ces cavités, non comme un système mastoïdien, mais comme un système pétreux.

# V

## DE LA TRÉPANATION DE L'APOPHYSE MASTOÏDE

Notre intention n'est pas de reprendre en son entier la question de la trépanation de l'apophyse mastoïde, et de répéter aujourd'hui l'histoire bien connue de cette intervention. Actuellement, la nécessité de cette opération n'est même plus discutée et les indications sont nettement posées (1). Nous voulons élucider un seul point, c'est celui de la médecine opératoire.

Tout le monde est d'accord sur l'utilité, l'urgence même de l'opération, mais chacun diffère dans l'application de la méthode.

(1) S. DUPLAY. *Archives générales de médecine,* mai et juin 1888.

Le but que le chirurgien se propose en général, en trépanant l'apophyse mastoïde, c'est de donner issue au pus, qui infiltre les cellules et qui s'y trouve enfermé : que ce pus soit primitivement né dans les cellules de l'apophyse, ou qu'il provienne d'une suppuration de l'oreille moyenne, ce qui est le cas de beaucoup le plus fréquent.

Le but à atteindre est donc d'ouvrir une cavité suppurée communiquant avec les cellules de la caisse.

Quels sont les moyens mis en œuvre ponr arriver à ce résultat ?

Voici le manuel opératoire conseillé par M. Poinsot.

« Le malade, soumis à l'anesthésie, est couché, la tête appuyée sur un oreiller un peu dur, et fixée par un aide. On fait alors avec le bistouri une incision cruciale ou en T, qui divise les parties molles jusqu'à l'os et met la surface externe de l'apophyse à nu dans une étendue de 5 à 6 centimètres.

L'incision verticale commence au niveau de la ligne temporale pour se terminer à la partie inférieure de la région mastoïdienne, *elle est parallèle à la conque de l'oreille dont la sépare un intervalle de 10 à 15 millimètres.* L'incision horizontale doit être parallèle à la paroi supérieure du conduit auditif. Ce premier temps de l'opération peut être marqué par une hémorrhagie considérable provenant de la branche mastoïdienne de l'auriculaire postérieure. Il suffit alors de saisir le vaisseau divisé et d'en pratiquer la ligature.

Après avoir disséqué les lambeaux résultant de l'incision, le chirurgien examine l'état de l'os. Si, dans un point l'os a perdu de sa résistance, ce lieu sera choisi pour la perforation ; il en serait de même pour un trajet fistuleux faisant communiquer avec le dehors les cellules mastoïdiennes. Quand l'os présente son aspect normal, le chirurgien se trouve dans l'obligation de se décider pour un lieu d'élection.

En général, comme il s'agit d'ouvrir les grandes cellules aériennes qui se trouvent constamment derrière et au-dessus de la caisse et qui constituent le groupe horizontal ou antre mastoïdien, l'instrument destiné à ouvrir l'apophyse doit être appliqué à la hauteur de la paroi postérieure du conduit auditif.

Quel que soit l'instrument pour lequel on se décide, la direction à lui imprimer sera toujours la même : en dedans, en avant et un peu en haut, c'est-à-dire parallèle au conduit auditif.

L'os une fois attaqué, le chirurgien devra ne faire pénétrer l'instrument qu'avec les plus grandes précautions. Quand les cellules ont été mises à découvert, les cloisons qui les séparent et retiennent le pus peuvent être brisées et enlevées avec une forte pince. »

En résumé, M. Poinsot conseille de trépaner à 10 ou 15 millimètres en arrière du sillon, au niveau du bord supérieur du conduit auditif. Son procédé peut être considéré comme le procédé classique habituellement suivi.

M. le professeur Richet, dans son livre d'anatomie, donne peu de détails, mais il est probable qu'il conseille d'opérer à la base, sans préciser d'ailleurs davantage. Voici comment il s'exprime : « Si l'on veut pénétrer dans les cellules mastoïdiennes à l'aide d'un perforateur, ce n'est point le sommet, c'est la partie externe de l'apophyse qu'il faut attaquer. »

La plupart des auteurs trépanent d'ailleurs à la base ; cependant M. Delaissement, dont nous avons cité le travail partout reproduit, arrive, à la suite de ses recherches sur le cadavre, à rejeter comme dangereuse cette trépanation à la base, et il conseille de perforer l'os le plus près possible de son sommet.

Il donne, pour expliquer son choix, les raisons suivantes :

« 1° Parce que l'on doit ouvrir les abcès au point le plus déclive ;

2° Parce que, en se rapprochant du sommet de l'apophyse, on s'éloigne du sinus latéral ;

3° Parce que c'est à ce niveau que se trouvent les cellules les plus vastes. »

Voilà les deux procédés habituels. Comme il est facile de le prévoir, nous ne saurions adopter ni l'une ni l'autre de ces deux méthodes.

Nous reconnaissons, qu'à la base de l'apophyse, l'opérateur se met au niveau des cellules pétreuses, mais en trépanant, comme il le fait d'ordinaire à la partie postérieure de cette base, il pratique une opération souvent dangereuse et presque toujours inefficace.

Souvent dangereuse, car le sinus est là à une distance de 4 à 10 millimètres, et la première cavité que rencontrera le perforateur sera souvent la cavité cranienne (voir toutes nos figures et en particulier les fig. 19 et 20). Dans ces deux der-

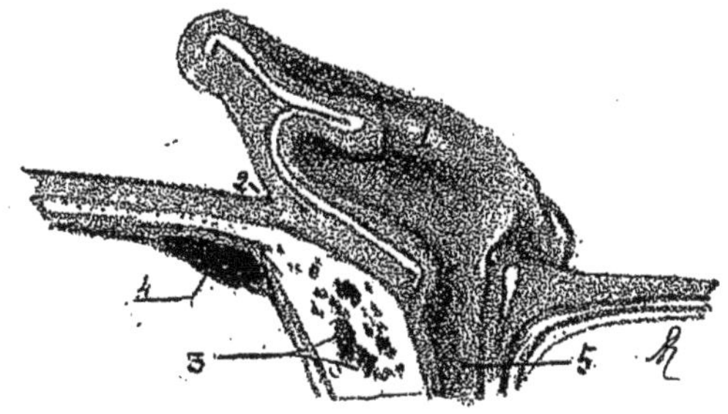

Fig. 26.

COUPE HORIZONTALE PASSANT PAR LE CONDUIT AUDITIF.
ENFANT DE DEUX A TROIS ANS.

1. Pavillon de l'oreille; 2. Sillon auriculaire; 3. Cellules pétro-mastoïdiennes; 4. Sinus latéral; 5. Conduit auditif externe.

niers cas, il suffit de regarder pour admettre que la pénétration dans le crâne et dans le sinus eût été absolument fatale.

Nous avons surtout envisagé les rapports sur l'adulte; mais chez l'enfant de quatre à six ans, chez qui la trépanation de l'apophyse est si souvent indiquée, le danger est beaucoup plus terrible. Dans la pièce figurée ci-dessus, la perforation du sinus eût été inévitable (fig. 26).

Cependant, chez l'enfant, cette disposition est malheureusement la règle.

La trépanation faite, chez l'adulte, à la partie postérieure de l'apophyse, c'est-à-dire à 1 centimètre derrière le pavillon, est donc essentiellement dangereuse, mais elle est, en outre, souvent et presque toujours inefficace; car, nous avons démontré que cette partie postérieure de l'apophyse était, dans bien des cas, dépourvue de cellules aériennes.

Nous dirons même plus : dans la plupart des cas *la trépanation à la partie postérieure de la base n'est pas dangereuse qu'à la condition d'être très superficielle et par suite inefficace.*

Est-ce à dire que nous adoptions le procédé proposé par M. Delaissement? Nullement. Mais, comme lui, et nos recherches confirment les siennes, nous considérons la trépanation à la base (et en arrière), comme infiniment plus dangereuse qu'au sommet. Par contre, l'ouverture du sommet de l'apophyse, qui est certainement sans danger, a bien des chances d'être inutile, car elle ouvre des cellules fort éloignées de celles où siègent les lésions principales, et jamais les injections détersives ne parviendront jusqu'à la caisse ou jusqu'aux cellules pétreuses profondes.

En résumé, nous ne pouvons adopter ni l'une ni l'autre de ces deux méthodes qui sont cependant généralement employées.

Cependant la statistique ne condamne pas ces procédés. Celle de Poinsot, qui est la plus importante que nous possédions, et qui concorde d'ailleurs à peu près avec les autres, donne 17 p. 100 de mortalité et 21 p. 100 d'insuccès. Ce sont là des chiffres qu'il convient d'examiner.

La mortalité telle que la fournit la statistique est déjà considérable, mais les auteurs ont fait voir avec un soin jaloux, que l'opération n'était en rien coupable et que dans ces cas la mortalité voulait dire seulement que l'opération n'avait pu empêcher les accidents d'évoluer. De sorte qu'à l'exception de quelques cas, courageusement publiés, il faudrait admettre que la mortalité est presque nulle.

Est-ce là l'expression sincère de la vérité ? Nous laissons à d'autres le soin de se prononcer, mais anatomiquement, nous devons dire que *l'opération pratiquée à la base de l'apophyse, en arrière de la conque, est une opération qui peut être mortelle entre les mains du meilleur chirurgien.*

On cite quelques cas bien rares où le chirurgien a pénétré dans le crâne, et dans presque tous ces cas, il est dit que le chirurgien s'est arrêté à la surface de la dure-mère.

Qu'on nous permette seulement de nous étonner de l'exceptionnelle rareté de ces cas, et du bonheur qui a limité l'action de l'instrument à la surface externe de la dure-mère.

L'opération pratiquée à la base est souvent inefficace : dans un quart des cas de la statistique. Ce fait n'a rien qui puisse nous surprendre, nous avons suffisamment démontré que, dans cette partie de l'apophyse, il y avait rarement de grandes cavités cellulaires, et que les vraies cellules étaient situées plus en avant.

C'est à cause de ces deux écueils : danger et inefficacité, que l'on a conseillé de perforer l'os en se dirigeant en avant, en haut et en dedans. Cette manière de faire est déjà, sans aucun doute, un perfectionnement, mais un perfectionnement encore insuffisant. Une telle manière de procéder peut, avec un danger moindre, mais réel encore (voir fig. 20 et 26), amener l'instrument près des cellules pétreuses, mais il lui sera impossible d'aller plus loin. La porte sera entrebâillée et non largement ouverte à la suppuration.

On a dit qu'il fallait agir parallèlement au conduit auditif; Lucœ (de Berlin) a proposé, pour le cas où l'on se sert du trépan, une modification instrumentale, destinée à prévenir toute erreur de direction : il adapte au trépan une branche parallèle à la mèche, et qui doit pénétrer dans le conduit auditif. Cette branche est fixée à l'aide d'une vis sur une tige perpendiculaire à l'instrument et peut être déplacée suivant la distance nécessaire, de telle façon qu'elle entre dans le conduit auditif, lorsque la couronne du trépan est en place sur l'apophyse mastoïde.

Il y a, dans cette façon de procéder, un danger absolu. Si l'on applique une couronne de trépan à 15 millimètres derrière le sillon de la conque et que l'on fasse pénétrer l'instrument parallèlement au conduit auditif externe, c'est aller au sinus latéral par le plus court chemin.

La seule manière d'atténuer le danger, si l'on applique le perforateur à la partie postérieure de la base, c'est de se diriger *très obliquement en avant*, comme s'il s'agissait d'atteindre le conduit auditif dans la moitié profonde de son trajet.

D'ailleurs, les dessins, mieux que tous les raisonnements, ont prouvé d'une façon irréfutable la véracité de nos assertions.

C'est donc à tort que Poinsot, Lucœ et d'autres, conseillent de trépaner parallèlement au conduit auditif externe.

Il faut, au contraire, diriger l'instrument très obliquement en avant comme pour atteindre le conduit auditif. Cette nécessité de manier l'instrument dans une direction très oblique est une mauvaise condition d'application pour le trépan, aussi avec MM. Duplay, Tillaux et d'autres, pensons-nous que la gouge et le ciseau sont de beaucoup préférables aux instruments perforateurs quels qu'ils soient, forets, poinçons ou trépans. Avec la gouge, il est facile d'abraser l'os, de l'enlever par copeaux et d'arriver ainsi aux cavités cellulaires. En procédant ainsi, il n'y aura pas à redouter d'échappée, et l'opérateur ne craindra pas de voir son instrument tout à coup pénétrer dans le crâne.

C'est ce qui est arrivé à Buck (1) dans un cas, l'instrument plongea tout à coup (*suddenly plunging*), heureusement il s'arrêta à la paroi externe du sinus sans pénétrer dans sa cavité. Il faut avouer que c'est là un rare bonheur.

D'ailleurs, il existe des cas, absolument imprévus, où le sinus est tellement rejeté en avant et où l'apophyse est tellement mince que l'opérateur, quoi qu'il fasse, pénétrera dans la cavité cranienne. Une telle disposition, nous le répétons, qui ne se révèle extérieurement par aucun signe, doit toujours faire craindre, au chirurgien qui trépane l'apophyse, d'ouvrir la cavité cranienne. Aussi en prévision de ces cas, convient-il de *proscrire, d'une façon absolue, les perforateurs* et de recommander l'usage de la gouge et du ciseau, en conseillant même de les manœuvrer, comme une rugine, *parallèlement* et non perpendiculairement à la surface de l'os.

Mais ce n'est pas tout, il résulte de nos recherches anatomiques, que c'est à la partie antérieure de l'apophyse

_____

(1) Buck. In one of any cases it managed to lay bare the fibrous wall of the lateral sinus, *New-York Med. Journ.*, 1886, p. 228.

qu'il convient d'opérer et pour cela il faut placer son incision derrière la conque et décoller le pavillon de l'oreille (1). Le seul inconvénient sera la blessure de l'artère auriculaire dont l'hémostase régulière est difficile au milieu des tissus enflammés.

« Le meilleur moyen (si l'on ne peut ni isoler l'auriculaire et ses branches, ni les tordre, ni les lier) sera de saisir, entre les mors d'une pince à arrêt, toute l'épaisseur de la peau et de laisser l'instrument en place quelques heures » (Tillaux).

En incisant très peu en arrière de l'angle, on peut éviter ce petit inconvénient, d'ailleurs bien minime. Mais une fois l'incision cutanée faite, l'opérateur doit se diriger en avant, découvrir la portion antérieure, c'est-à-dire la portion celluleuse de l'apophyse. Ce n'est qu'en agissant de la sorte, qu'il pourra atteindre le véritable foyer pathologique et faire pénétrer ses instruments jusqu'à l'antre mastoïdien. Là est le mal, c'est là qu'il convient de l'attaquer. Il convient, toutefois, de ne pas pénétrer à plus de 12 à 15 millimètres de profondeur, sous peine de léser quelque organe de l'oreille interne, et en particulier les canaux demi-circulaires. Le nerf facial plus profond est rarement exposé.

Voici donc le manuel opératoire que nous proposons, en le basant entièrement sur les données de l'anatomie :

Inciser la peau verticalement près ou au niveau du sillon, détacher le pavillon de l'oreille *et le reporter en avant*, découvrir ainsi la moitié antérieure de l'apophyse.

Là, on peut abraser l'os, sans danger, avec la gouge ou le ciseau, mais la gouge paraît l'instrument de beaucoup préférable. Lorsque la table externe de l'os a été enlevée, l'opérateur a devant lui cette longue jetée de cellules qui le mène droit et sans danger aux cellules profondes et il peut, sans crainte, avec une gouge, une forte curette, manœuvrer sûrement et directement en dedans, garanti contre tout écart, protégé contre toute déviation par les deux lames de tissu compact qui encadrent les cellules.

(1) C'est là le procédé conseillé par Hartmann, adopté par Politzer, M. Duplay, etc.

En d'autres termes, ce que nous proposons, c'est d'aller chercher les cellules là où elles sont, c'est-à-dire sous le pavillon de l'oreille, et de les poursuivre là où elles se dirigent, c'est-à-dire directement en dedans et parallèlement au conduit auditif externe.

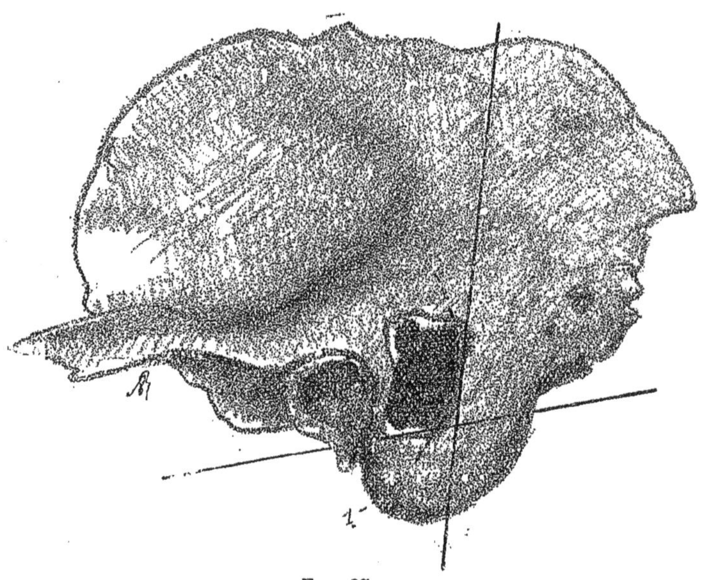

Fig. 27.

TEMPORAL, FACE EXTERNE.

La ligne ponctuée indique l'insertion du pavillon de l'oreille. On voit que le champ opératoire est tout entier recouvert par le pavillon.

Dans ce dessin, dont l'idée nous a été inspirée par une planche de Politzer, on voit représentée la face externe d'un temporal. L'apophyse mastoïde est divisée en quatre parties. C'est dans le quadrant antéro-supérieur qu'on doit placer l'ouverture chirurgicale de l'apophyse.

PARIS. — IMPRIMERIE F. LEVÉ, 17, RUE CASSETTE.

143

9 782014 101720